BEI GRIN MACHT SICH IHR WISSEN BEZAHLT

AF153371

- Wir veröffentlichen Ihre Hausarbeit,
  Bachelor- und Masterarbeit

- Ihr eigenes eBook und Buch -
  weltweit in allen wichtigen Shops

- Verdienen Sie an jedem Verkauf

Jetzt bei www.GRIN.com hochladen und kostenlos publizieren

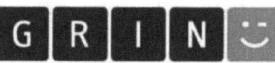

Digitale Patientenanwendungen im Zusammenhang mit depressiven Erkrankungen. Ein Versorgungsszenario

Susann Schultz

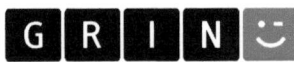

Bibliografische Information der Deutschen Nationalbibliothek:

Die Deutsche Nationalbibliothek verzeichnet diese Publikation in der Deutschen Nationalbibliografie; detaillierte bibliografische Daten sind im Internet über http://dnb.d-nb.de abrufbar.

ISBN: 9783346700087
Dieses Buch ist auch als E-Book erhältlich.

Druck und Bindung: Books on Demand GmbH, Norderstedt Germany
Gedruckt auf säurefreiem Papier aus verantwortungsvollen Quellen

Das vorliegende Werk wurde sorgfältig erarbeitet. Dennoch übernehmen Autoren und Verlag für die Richtigkeit von Angaben, Hinweisen, Links und Ratschlägen sowie eventuelle Druckfehler keine Haftung.

Das Buch bei GRIN: https://www.grin.com/document/1263788

Hausarbeit

Digitale Patientenanwendungen im Zusammenhang mit depressiven Erkrankungen – Ein Versorgungsszenario

Studiengang:	eHealth M.A.
Semester:	Sommersemester 2022-II
Modul:	Patientenanwendungen
Vorgelegt von:	Susann Schultz
Abgabedatum:	27.06.2022

Inhaltsverzeichnis

Abbildungs- und Tabellenverzeichnis

Abkürzungsverzeichnis

App	Application
BPtK	Bundespsychotherapeutenkammer
DGPPN	Deutsche Gesellschaft für Psychiatrie und Psychotherapie, Psychosomatik und Nervenheilkunde
DPtV	Deutsche Psychotherapeuten Vereinigung
ICD-10	Internationale statistische Klassifikation der Krankheiten
WHO	Weltgesundheitsorganisation

Hinweis

Zu Gunsten der besseren Lesbarkeit wird sowohl für die männliche als auch die weibliche Form das generische Maskulinum verwendet.

1 Einleitung

Traurig, antriebslos oder ständig müde? Das können Anzeichen einer Depression sein. Depressionen gehören mit rund 322 Millionen Betroffenen zu den häufigsten psychischen Erkrankungen weltweit (WHO, 2017). Nahezu jeder Fünfte erleidet im Laufe seines Lebens eine Depression (DGPPN, 2015, S. 17). In Deutschland liegt die 12-Monats-Prävalenz der erwachsenen Bevölkerung bei 8,2% (Stiftung Deutsche Depressionshilfe, 2018, S. 1). Gemäß einer Studie der Privaten Hochschule Göttingen verstärken die Beschränkungen des gesellschaftlichen Lebens im Verlauf der Corona-Pandemie zusätzlich die Symptomatik bei depressiv veranlagten Menschen um ein Fünffaches (ÄrzteZeitung, 2020, o.S.). Depressive Störungen sind nicht nur weit verbreitet, sie gehen auch mit einem hohen Leidensdruck für die Betroffenen und deren Angehörige einher. Der Weltgesundheitsorganisation (WHO) zufolge zählen Depressionen zu den Hauptursachen von krankheitsbedingten Beeinträchtigungen (WHO, 2019, o.S.).

Trotz der Verfügbarkeit effektiver therapeutischer Interventionen wird nur ein Bruchteil der Erkrankten angemessen behandelt. Schamgefühle oder Angst vor Stigmatisierung tragen dazu bei, dass diese Menschen keinen Arzt oder Therapeuten aufsuchen wollen. Diejenigen, die sich für eine Behandlung entscheiden, finden oft erst nach sehr langer Wartezeit einen Therapieplatz. Diese Zeit, in der die Depression unbehandelt bleibt, kann das Risiko für eine Verschlechterung oder rezidivierenden Krankheitsverlauf steigern (BPtK, 2018, S. 14).

Zur Verbesserung bzw. Unterstützung der Versorgung gewinnen zunehmend Digital-Health-Anwendungen an Bedeutung. Digital-Health beschreibt in diesem Zusammenhang Online-Anwendungen oder Gesundheits-Apps, die für die primäre Nutzung durch den Depressionspatienten angeboten werden (Knöppler & Martick, 2019, o.S.).

Diese Hausarbeit befasst sich mit dem Einsatz digitaler Patientenanwendungen bei Depressionen. Es wird der Frage nachgegangen, inwiefern etablierte Anwendungen geeignet sind, die Versorgung von Menschen mit depressiven Erkrankungen wirksam zu unterstützen. Diese Thematik wird erläutert, indem zunächst das Krankheitsbild und die Versorgungssituation von Depressionspatienten in Deutschland beleuchtet werden. Anschließend werden entlang des Versorgungsprozesses geeignete Beispielanwendungen dargestellt, ehe diese in einem fiktiven Versorgungsszenario demonstriert werden. Darauf aufbauend sollen schließlich die Chancen und Grenzen für die Betroffenen herausgestellt werden. Abschließend folgen ein Fazit und der Ausblick auf die künftige Entwicklung.

2 Depression

Die Depression ist ein psychisches Krankheitsbild, das durch einen Zustand von deutlich gedrückter Stimmung, Antriebsminderung und Interesselosigkeit über einen längeren Zeitraum gekennzeichnet ist (DGPPN, 2015; S. 17).

2.1 Krankheitsbild

Die Depression zählt zu der Gruppe der affektiven Störungen, die sich durch eine krankhafte Veränderung der Stimmung und des Aktivitätsniveaus charakterisieren (Schneider, 2017, S. 338). Abhängig von Schweregrad, Verlauf und Dauer der Erkrankung lassen sich nach ICD-10 verschiedene Depressionsformen unterscheiden. Grundsätzlich wird differenziert in depressive Episoden, welche einmalig oder wiederkehrend (rezidivierend) auftreten können, Dysthymien, d.h. chronisch depressive Verstimmungen, sowie sonstige depressive Störungen (z.B. Anpassungsstörungen) (DIMDI, 2021, o.S.; Wittchen et al., 2010, S. 7 ff.). Diese sogenannten unipolaren Depressionen sind von bipolaren Störungen abzugrenzen, welche neben depressiven auch manische Phasen (gehobene Stimmung) hervorbringen (DGPPN et al., 2015, S. 28). Die depressive Episode (im Weiteren kurz als Depression bezeichnet) ist die häufigste Form und wird je nach Symptomanzahl in leicht, mittelgradig und schwer eingeteilt (Schoppmeyer, 2018, S. 270).

Depressiv Erkrankte leiden unter den Hauptsymptomen Antriebslosigkeit mit erhöhter Ermüdbarkeit, gedrückte Stimmung und Verlust der Lebensfreude. Oftmals empfinden die Betroffenen eine „emotionale Leere". Zusatzsymptome sind Konzentrations- und Schlafstörungen, Appetitlosigkeit, Schuldgefühle und geringes Selbstwertgefühl, ein pessimistischer Blick in die Zukunft bis hin zu Suizidgedanken und -handlungen. Zudem treten häufig körperliche Beschwerden auf. Bestehen mindestens zwei Hauptsymptome und zwei Zusatzsymptome über einen Zeitraum von mindestens zwei Wochen, kann die Diagnosestellung Depression erfolgen (Bundesärztekammer et al., 2016, S. 9 f.).

Eine depressive Störung bedeutet für den Erkrankten und dessen Angehörige enormes Leid. Es erfordert große Überwindung tägliche Aufgaben wie den Haushalt oder einen Beruf auszuführen, was zu einer erheblichen Einschränkung der Lebensqualität führt. Während Betroffene mit einer leichten Depression ihren Alltag unter Anstrengung noch weitgehend bewältigen können, ist bei einer mittelschweren Depression die Arbeits- und Leistungsfähigkeit stark beeinträchtigt. Weiterhin kommt es häufig zum sozialen Rückzug. Für Patienten mit schweren Depressionen ist aufgrund einer hohen Suizidgefahr und mangelhafter Flüssigkeits- und Nahrungszufuhr eine selbstständige Lebensführung nicht mehr möglich (DIMDI, 2021, o.S.; Tlach et al., 2022, o.S.).

Depressive Erkrankungen lassen sich nicht auf eine einzige Ursache zurückführen, sie entstehen aus einem Zusammenwirken verschiedener Einflussfaktoren. Dazu gehören genetische (z.B. Eltern mit Depression), neurobiologische (Mangel an Serotonin und Noradrenalin) und psychosoziale Faktoren wie belastende Lebensereignisse (z.B. Tod einer nahestehenden Person, Verlust des Arbeitsplatzes) (Wittchen et al., 2010, S. 14 ff.).

Die Therapie richtet sich individuell nach der Symptomschwere, Patientenpräferenz und dem Erkrankungsverlauf. Bei Personen mit einer leichten Depression kann zunächst eine aktiv-abwartende Begleitung durch den Hausarzt oder niederschwellige Behandlung erfolgen. Mittelgradige Depressionen werden medikamentös mit Antidepressiva oder durch eine Psychotherapie behandelt, während schwer Depressive meist eine Kombinationstherapie aus Psycho- und Pharmakotherapie erhalten (Schneider, 2017, S. 349-350). Bei Letzteren ist häufig eine stationäre Behandlung erforderlich. Als wirksamste Psychotherapie-Verfahren haben sich die kognitive Verhaltenstherapie und die interpersonelle Therapie etabliert (ebd.). Weitere Therapiemöglichkeiten sind Licht-, Wach- und Bewegungstherapie sowie Elektrokrampftherapie. Depressionen haben häufig einen rezidivierenden Verlauf (60-75% Betroffene), daher gliedert sich die Behandlung grundsätzlich in drei Phasen (siehe Abbildung 1): die Akuttherapie (Verbesserung der Symptome), die Erhaltungstherapie (Vermeidung eines Rückfalls) und die Langzeittherapie (langfristige Verhinderung einer neuen Depressions-Episode) (DGPPN et al., 2015, S. 45 ff.).

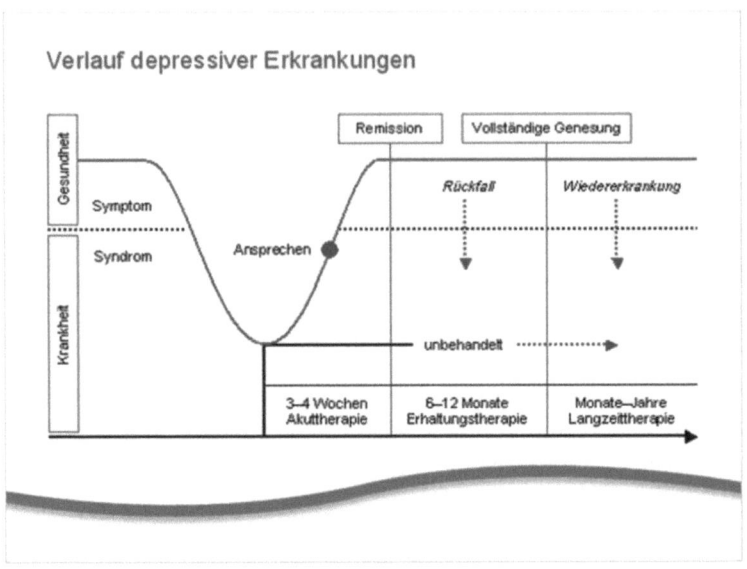

Abbildung 1: Verlauf von depressiven Erkrankungen
(Quelle: http://www.depressionen-verstehen.de/therapie/medikamentoese_therapie/behandlungsziele/index.jsp)

2.2 Versorgungssituation in Deutschland

Die Depression zählt zu den häufigsten psychischen Störungen. Im Laufe eines Jahres erkranken in Deutschland circa 5,3 Millionen Menschen an einer Depression (8,2% der Bevölkerung im Alter von 18 bis 79 Jahren). Im Jahr 2018 erhielten 11,3% der Frauen und 5,2% der Männer die Diagnose Depression. Frauen sind damit doppelt so häufig betroffen wie Männer (Stiftung Deutsche Depressionshilfe, 2018, S. 1). Bei den 18- bis 29-Jährigen ist die Prävalenz am höchsten und fällt danach ab (Busch et al., 2013, S. 735). 15% der schwer depressiv Erkrankten begehen Suizid (Zülke et al. 2018, S. 3).

2015 betrugen die direkten Krankheitskosten für Depressionen 8,7 Milliarden Euro. Pro Patient liegen die Behandlungskosten im ersten Jahr nach Diagnosestellung durchschnittlich bei 8.281 Euro (DPtV, 2021, S. 45 f.).

Zur Versorgung der Erkrankten stehen 20.801 niedergelassene psychologische und 6.302 ärztliche Psychotherapeuten, etwa 13.938 Fachärzte (aus den Bereichen Psychiatrie und Psychotherapie bzw. Nervenheilkunde), 450 psychiatrische Institutsambulanzen, 40 Hochschulambulanzen und 150 Ambulanzen an Ausbildungsinstituten zur Verfügung. Hinsichtlich des stationären

Versorgungsangebots existieren 56.223 psychiatrische und 9000 psychosomatische Behandlungs-plätze (DGPPN, 2019, S. 1ff.).

Die größte Barriere im Versorgungsprozess von Menschen mit Depressionen sind die Wartezei-ten, welche auf der zu geringen Versorgungsdichte von Psychotherapeuten basieren. So betrug die Wartezeit auf einen Sprechstundentermin bei einem Psychotherapeuten im Jahr 2018 durch-schnittlich 5,7 Wochen, auf den Beginn einer Psychotherapie knapp fünf Monate (19,9 Wochen) (BPtK, 2018, S. 3). Weitere Barrieren sind eine Unterversorgung im ländlichen Raum, geografi-sche Distanz zu Gesundheitsdienstleistern, Zeitmangel, Angst vor Stigmatisierung oder die feh-lende Bereitschaft, psychische Erkrankungen zu thematisieren (Köhnen, 2019; Rubeis & Steger, 2019). Dies führt häufig dazu, dass viele Menschen psychotherapeutische Versorgungsangebote nicht in Anspruch nehmen können bzw. wollen (Rubeis & Steger, 2019).

Als Unterstützung und Ergänzung des Versorgungsprozesses könnten verschiedene Patientenan-wendungen dienen und zu einer Lösung der Probleme beitragen.

3 Beispiele digitaler Patientenanwendungen

Das Angebot digitaler Anwendungen zur Prävention, Behandlung und Nachsorge depressiver Erkrankungen ist vielfältig. Es reicht von reinen Informationsseiten und Online-Foren, über Präventions- und Selbsthilfeprogramme und Apps bis hin zu Online-Beratung und Online-Psychotherapie.

3.1 Prävention

In anfänglichen Stadien werden die Symptome einer Depression meist nicht wahrgenommen, was zu einer hohen Dunkelziffer und im späteren Verlauf zu einer eheblichen Einschränkung der Lebensqualität und – im Extremfall – zum Suizid führt. Eine frühzeitige Feststellung der Krankheit kann zu einem besseren Verlauf der Erkrankung führen (DGPPN, 2015, S. 26).

Im Rahmen der Prävention können beispielsweise verschiedene Internetportale und -foren genutzt werden, um sich über Symptomatik, Krankheitsverlauf oder etwa Nebenwirkungen eines Medikaments zu informieren und dem behandelnden Arzt bzw. Therapeuten aufgeklärt gegenüberzutreten. So informiert auf dem Online-Portal „deutsche-depressionshilfe.de" die Stiftung Deutsche Depressionshilfe für alle Internetnutzer kostenlos rund um das Thema Depression. Diese Informationsseiten behandeln alle wichtigen Fakten zur Erkrankung, von Grundlagen über die Entstehung der Krankheit, Diagnostik, Ratschläge für Angehörige und Ansprechpartner bis hin zu möglichen Präventionsmöglichkeiten und Techniken, die Symptome zu vermindern. Darüber hinaus stellt das Portal auch interaktive Anwendungen wie einen Selbsttest und Kommunikationsforen bereit. Von der Webseite aus gelangen die Nutzer mittels Verlinkung beispielsweise auf ein Online-Forum, in dem sie sich mit anderen Betroffenen austauschen können. Weiterhin können die Nutzer Informationsmaterial bestellen und nach Hause liefern lassen. Zusätzlich finden sich auf der Webseite konkrete Angebote zu internetbasierten Interventionen oder Aktionen, sowohl für Angehörige und Betroffene als auch für Ärzte, Firmen und Organisationen.

Eine weitere, sehr ausführlich geschriebene, Informations-Webseite zum Thema Depression und Stress ist das Online-Portal „meine-gesunde-seele.de".

Diese und ähnliche Plattformen verstehen sich als Anlaufpunkt und Wegweiser zu weiteren therapeutischen Maßnahmen für Patienten oder deren Angehörige. Häufige Anlässe für die Gesundheitsinformationssuche im Internet sind der Versuch einer Selbstdiagnose, aber auch die Bewertung der Informationen, die der Betroffene vom Arzt erhalten hat, sowie das Einholen einer Zweitmeinung, der Wunsch nach einer Entscheidungshilfe und Beruhigung (Reifergerste & Baumann,

2018, S. 43-44). Ziel ist das Patient Empowerment der Betroffenen durch Informationen sowie indirektes Aufklären zu stärken.

Eine weitere Anwendung zur Früherkennung ist die App „MindDoc". Diese bietet ein interaktives Screening, das Symptome von Depressionen erkennt. Zentrale Funktion ist ein Selbsttest, welcher den Nutzer über einen Zeitraum von 14 Tagen dreimal täglich nach seinem Wohlbefinden befragt. Die Befragung passt sich an das Antwortverhalten an. Dadurch reflektieren die Teilnehmer ihre eigene Stimmung und können das Zusammenspiel ihrer Gedanken, Gefühle, ihres Verhaltens und ihres Körpers besser verstehen. Nach dem Screening erhält der Nutzer eine Auswertung seines psychischen Gesundheitszustands. Bestätigt sich der Verdacht auf eine Depression, kann der Verlauf als PDF-Arztbrief ausgedruckt und zu einem Erstgespräch mit einem Arzt oder Psychotherapeuten mitgenommen werden. Zudem kann über MindDoc gleich ein Beratungsgespräch mit einem Psychologen vereinbart werden. Wichtig ist, dass Apps keinen Arztbesuch zur fundierten Diagnosestellung ersetzen (MindDoc App, 2022, o.S.).

3.2 Behandlung

Zur Unterstützung der Therapie gibt es sogenannte Online-Selbstmanagementprogramme, welche zumeist auf Prinzipien der kognitiven Verhaltenstherapie beruhen. Mit Hilfe dieser Programme erlernen die Betroffenen Techniken, die sie im Umgang mit den Symptomen ihrer Depression unterstützen (Koburger & Hegerl, 2017). Sie sollen Betroffenen dabei helfen, Verantwortung über ihren Gesundheitszustand zu übernehmen, ihren Alltag zu regeln und zu lernen, mit negativen Emotionen umzugehen. Ziel ist es, die vorliegende Störung zu behandeln und damit eine Veränderung bei dem Patienten herbeizurufen (Eichenberg & Küsel, 2016, S. 95). Abhängig von der Behandlungsmethode, der Patient-Therapeuten-Beziehung und der Betreuungsform der Anwendung lassen sich zwei Arten dieser Programme unterscheiden: begleitetes Selbstmanagement, d.h. mit regelmäßigem Therapeuten-Kontakt, und unbegleitetes Selbstmanagement, d.h. ohne therapeutische Unterstützung (Klein et al., 2018, S. 1278).

Unbegleitetes Selbstmanagement eignet sich insbesondere zur Prävention und Nachsorge, weniger aber für die Behandlung im Akutfall (Beintner et al., 2020, S. 44). Ein Beispiel: moodgym ist ein computergestütztes, interaktives und leicht verständliches Trainingsprogramm, das sowohl zur Prävention als auch Behandlung von depressiven Symptomen eingesetzt werden kann. Es richtet sich vorrangig an Menschen mit leichter Depressions- oder Angstsymptomatik. Ziel ist die Verhaltensänderung und Stärkung von gesundheitsförderlichen Verhaltensweisen. Bei schon vorhandenen depressiven Symptomen kann das Programm eine ärztliche sowie psychotherapeutische Behandlung sinnvoll ergänzen oder die Wartezeit bis zum Beginn einer

Psychotherapie überbrücken. moodgym ist für jeden Internetnutzer kostenfrei zugänglich, zur Anmeldung sind lediglich ein selbstgewählter Nickname und ein Passwort nötig. Es basiert auf Methoden der kognitiven Verhaltenstherapie und besteht aus fünf Programmbausteinen (siehe Abbildung 2) (Universität Leipzig Medizinische Fakultät, 2017a, o.S.).

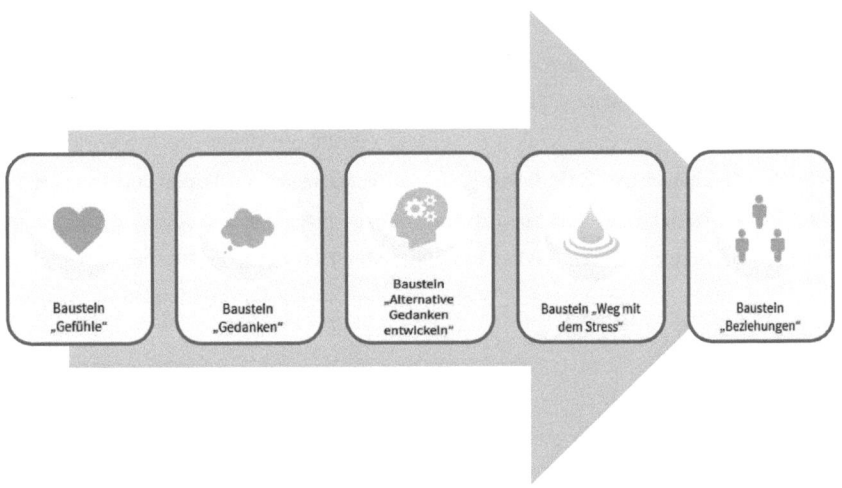

Abbildung 2: Bausteine des Programms Moodgym
(Quelle: Eigene Darstellung mit Bildern aus dem Programm)

Die Bausteine können nacheinander bearbeitet und von virtuellen Personen begleitet werden, mit denen sich Anwender vergleichen können. In den fünf Schritten werden bestimmte Fragen gestellt, die Hilfe zur Selbsthilfe und nützliche Tipps für einen besseren Umgang mit psychischen Belastungen geben. Passende Übungen und Aufgaben helfen bei der Beantwortung der Fragen, sollen wenig hilfreiche Gedankenmuster für den Teilnehmer erkennbar machen und dabei helfen diese durch neue zu ersetzen sowie das Handeln zu verändern. Alle Ergebnisse und Antworten der Probanden in den interaktiven Fragebögen und Wissensfragen werden in einem persönlichen Arbeitsbuch gespeichert. Im Anschluss erfolgt eine visuelle Auswertung der Antworten. Am Ende jedes Moduls erfolgt eine Zusammenfassung, die vom Probanden ausgedruckt werden kann. Nach Beendigung des Programms erhält jeder Nutzer ein Zertifikat über dessen erfolgreichen Abschluss (Universität Leipzig Medizinische Fakultät, 2017b, o.S.).

Bei begleiteten Selbstmanagementprogrammen erfolgt nach einem persönlichen Erstkontakt zwischen Patient und Therapeut zur Diagnosestellung die therapeutische Unterstützung asynchron per E-Mail oder Chat oder synchron per Telefonat oder Video. Auch eine Kombinationsbehandlung ist möglich (Beintner et al., 2020, S. 44).

deprexis® ist ein CE-zertifiziertes Online-Selbsthilfeprogramm zur Therapieunterstützung von Patienten mit leichten bis mittelschweren Depressionen sowie depressiven Verstimmungen. Es soll Therapeuten nicht ersetzen, allenfalls ergänzend tätig werden. Ebenso wie das Programm moodgym, wendet es Übungen an, mit dem Ziel, den Anwender bei der Erkennung negativer Denkmuster zu unterstützen und eine Verhaltensänderung hervorzurufen oder bewusster Entspannung finden zu können. Konzepte und Techniken werden in Form eines simulierten Dialogs mit vorgegebenen Antworten vermittelt. deprexis® reagiert interaktiv und passt die Inhalte entsprechend der individuellen Patientenantworten an. Mittels täglicher SMS oder E-Mails werden die Kerngedanken der Übungen vertieft. Zusätzlich kann der behandelnde Arzt oder Therapeut auf der Plattform Einblick in die Aktivitäten seines Patienten nehmen und den Verlauf der depressiven Symptome nachverfolgen. Außerdem kann er via Textnachrichten mit seinem Patienten kommunizieren. Ein anonymisierter Zugang zum Programm sowie der Datenschutz, wird laut Betreiber, durch ein ISO-zertifiziertes Rechenzentrum gewährleistet. deprexis® besteht aus zehn Modulen, die je nach den Bedürfnissen des Patienten bearbeitet werden können: 1. Verhaltensaktivierung, 2. Kognitive Umstrukturierung, 3. Achtsamkeit und Akzeptanz, 4. Interpersonelle Kompetenzen, 5. Entspannung, 6. Problemlösungskompetenzen, 7. Kindheit und frühe Lebensschemata, 8. Positive Psychologie, 9. Traum- und emotionsfokussierte Techniken und 10. Psychoedukation (Wissensvermittlung) (SERVIER Deutschland GmbH, 2022, o.S.).

Weitere Patientenanwendungen im Rahmen der Behandlung sind Online-Selbsthilfegruppen. „[s]olche Communities im Internet ermöglichen Betroffenen einen zeitlichen sowie räumlich flexiblen, niedrigschwelligen und zielorientierten Dialog unter Gleichgesinnten (Reifergerste & Baumann, 2018, S. 44)", wodurch eine positive Veränderung des Risikoverhaltens möglich ist. Der Austausch kann beinhalten: persönliche Erfahrungsberichte über den Verlauf der Erkrankung und den Umgang damit, alternative Therapiemöglichkeiten und Motivations-Zusprüche sowie Angebote zur Unterstützung. Es gibt allgemeine Online-Selbsthilfegruppen zu generellen psychischen oder physischen Erkrankungen als auch spezifische Online-Selbsthilfegruppen für depressiv Erkrankte, wie beispielsweise von der Stiftung Deutsche Depressionshilfe. 2001 wurde die erste deutschsprachige und fachlich moderierte Online-Selbsthilfegruppe „Diskussionsforum Depression" gegründet: Heute umfasst die Plattform über 28.000 aktive Nutzer sowie etwa 280.000 passive Leser und mehr als 500.000 Beiträge. Täglich werden etwa 150 neue Beiträge gepostet, welche zuvor von den Moderatoren gegengelesen werden (Hegerl et al., 2016, S. 408).

Da Depressionen mit einem erhöhten Suizidrisiko einhergehen, könnten auch sogenannte Suizidprävention-Apps interessant für die Betroffenen sein. Mittlerweile gibt es um die 120 Programme zur Suizidprävention und circa 1500 Apps für Menschen mit Depressionen, wobei hier jedoch wenig Evidenz über die Wirksamkeit vorliegt. Die meisten Apps werden kostenfrei angeboten und unterliegen keiner konformen Qualitätskontrolle (Groß & Schmidt, 2018, S. 355).

3.3 Nachsorge und Rückfallprophylaxe

Die Reintegration des Patienten in den Alltag, besonders nach einem stationären Aufenthalt, stellt eine große Herausforderung dar, bei der ein hohes Rückfallrisiko besteht. Deshalb ist es umso wichtiger, eine gute Prophylaxe zu betreiben, depressive Symptome frühzeitig zu erkennen und zu handeln.

Eine App, welche sowohl zur Nachsorge als auch Therapiebegleitung eingesetzt werden kann, ist das „Stimmungstagebuch", in der Betroffene täglich das Wohlbefinden, z.B. in Bezug auf Schlafqualität, Stimmung und Antrieb, dokumentieren können (siehe Abbildung 3). Dieses kann wöchentlich mittels Kurven ausgewertet werden und kann mögliche Lebensumstände identifizieren, welche die Erkrankung möglicherweise verschlechtert. Diese Aufzeichnungen können als unterstützendes Material in die Therapiesprechstunde mitgenommen und besprochen werden. Ebenfalls sind verschiedene Institutionen und Ansprechpartner über ein Verzeichnis der App abrufbar (Boerm Bruckmeier Verlag GmbH, 2015, o.S.). Wichtig ist, dass Apps keinen Arztbesuch ersetzen und lediglich zur Selbstkontrolle dienen.

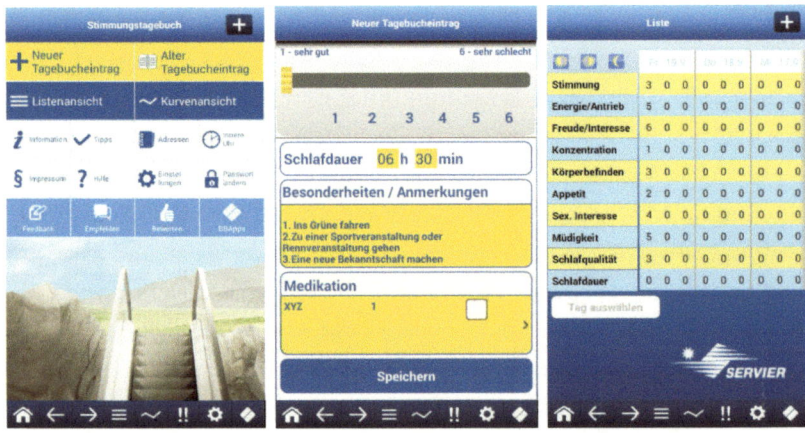

Abbildung 3: Stimmungstagebuch-App (Quelle: Google Play)

Eine weitere App zur Verbesserung der Nachsorge bzw. Behandlung, ist die App MyTherapy. Diese bietet zusätzlich zu den Funktionalitäten eines Stimmungstagebuchs eine Übersicht der Medikamente und erinnert an die Einnahme dieser (MyTherapy, 2022, o.S.). Ziel ist es, das

Selbstmanagement des Patienten zu verbessern und dadurch die Compliance für die eigene Er-krankung zu erhöhen.

Weitere Patientenanwendungen sind das *Telemonitoring* zur gezielten Aufzeichnung von Vital-werten oder die *Telepsychiatrie*. Mittels der Telepsychatrie ist es möglich, eine Therapie video-basiert durchzuführen und interaktiv zu agieren. Diese eignen sich auch für schwer depressive Patienten. Durch diese verschiedenen Anwendungen ist es möglich, ein HomeCare Programm parallel zur ambulanten Behandlung aufzubauen. Mit einem *Telecoaching* für Depressionspati-enten im gesamten Versorgungsprozess könnte flexibel und zeitnah auf psychosoziale Belastun-gen reagiert werden. Daraus würde resultieren, dass die Patienten sich durch einen ständigen An-sprechpartner sicherer und unabhängiger fühlen würden, da aufkommende Fragen oder Unsicher-heiten schnell beantwortet würden. Lediglich ist zu beachten, dass der Einsatz der aufgezeigten Möglichkeiten nach dem jeweiligen geistigen Zustand und Willen der Patienten stark variiert (Muehlan & Schmidt, 2013).

4 Versorgungsszenario

Das folgende Anwendungsszenario soll als Beispiel für eine Versorgung eines an Depression er-krankten Patienten dienen.

Frau Depri, 29 Jahre alt, hat seit einigen Tagen mit Schlafstörungen und Appetitverlust zu kämp-fen. Sie geht deshalb zu ihrem Hausarzt. Da Frau Depri vor drei Monaten an einer leichten De-pression litt, hat sie sich entschieden ein Stimmungstagebuch in Form einer *App* zu führen und legt dieses ihrem Hausarzt vor. Da der Hausarzt nicht über die notwendigen Fachkenntnisse ver-fügt das Tagebuch zu deuten, schaltet dieser via *Telepsychiatrie* einen entfernten psychotherapeu-tischen Facharzt hinzu, um sich eine Zweitmeinung einzuholen. Nachdem bei Frau Depri ein Rückfall diagnostiziert wird, erhält sie eine Überweisung zu einem Psychotherapeuten. Leider beträgt die Wartezeit sechs Wochen und so entschließt sie sich in der Zwischenzeit ein *Online-Therapieprogramm* für Depressionen durchzuführen. Während der psychotherapeutischen Be-handlung hilft ihr auch für die Medikamenteneinnahme eine *App*, in der sie die Dosierung und Einnahmezeiten ihrer Medikamente dokumentieren kann. Frau Depri hat über einen Bekannten erfahren, dass ihre Krankenkasse, die Techniker Krankenkasse, alle zwei Wochen ein halbstündi-ges *Telecoaching* mit einem persönlichen Coach der Kasse anbietet. Dieses Angebot möchte sie gern in Zukunft wahrnehmen, um sich auch weiterhin mit ihrer Krankheit auseinander zu setzen.

5 Chancen und Grenzen

Mit dem Einsatz digitaler Anwendungen zur Versorgung von Depressionspatienten gehen zahlreiche Vorteile bzw. Potenziale einher. Dadurch, dass die Anwendungen unabhängig von Ort und Zeit erreichbar sind und die Reichweite durch einen meist internetbasierten Zugang enorm groß ist, stehen sie Betroffenen jederzeit zur Verfügung (Ebert et al., 2018; Moessner & Bauer, 2017). Somit haben digitale Patientenanwendungen das Potential auch unterversorgte Gruppen zu erreichen, die reguläre Versorgungsangebote nicht nutzen können, weil beispielsweise vor Ort kein Zugang zu psychosozialen Versorgungsangeboten besteht oder weil die Betroffenen zeitlich eingeschränkt sind (Ebert et al., 2018; Köhnen et al., 2019; Moessner & Bauer, 2017). Neben der Schließung von strukturellen Lücken, bieten sie auch die Möglichkeit jene Menschen mit einer psychischen Störung zu erreichen, die ein reguläres psychotherapeutisch Versorgungsangebot aufgrund der Angst vor einer Stigmatisierung oder aus Scham nicht in Anspruch nehmen können bzw. wollen (Ebert et al., 2018; Moessner & Bauer, 2017). Dadurch, dass viele (Stand-Alone) Anwendungen die Anonymität des Nutzers wahren, müssen diese sich nicht vor einer Stigmatisierung fürchten. Ein weiterer Vorteil ist, dass digitale Anwendungen durch Algorithmen sehr leicht individualisiert werden können bzw. sich automatisch an die Beschwerden und das Ausmaß der Beeinträchtigung des jeweiligen Nutzers anpassen (Moessner & Bauer, 2017). Durch ein regelmäßiges Symptom-Monitoring können letztlich die präsentierten Inhalte oder das Ausmaß der therapeutischen Unterstützung individuell angepasst werden (Bauer & Kordy, 2008). So können Krisen früh erkannt und angemessene Hilfestellungen gegeben werden. Dadurch kann in Bereichen, die durch sehr heterogene Symptomverläufe charakterisiert sind (z.B. Prävention oder Nachsorge/Rückfallprophylaxe) den Betroffenen gezielt die zum jeweiligen Zeitpunkten optimale und dringendste Unterstützung angeboten werden (Moessner & Bauer, 2017). Studien belegen weiterhin die Wirksamkeit onlinebasierter Interventionen und zeigen auf, dass sich die Symptomatik der Betroffenen durch internetgestützte Therapieeinheiten reduzieren lässt (Griffiths et al., 2010). Weitere Untersuchungen bestätigen, dass einige Therapieprogramme im Internet genauso wirksam sein können wie traditionelle Behandlungen (Andrews et al., 2010).

Beim Medium Internet sind aber auch mögliche kritische Aspekte zu berücksichtigen. Eines der größten Probleme von Digital-Health-Angeboten besteht in der Unübersichtlichkeit der Angebote und der mitunter fraglichen Qualität von frei verfügbaren Anwendungen (Moessner & Bauer, 2017). Bei vielen Anwendungen, insbesondere Apps, ist für den Nutzer nicht erkenntlich, ob es sich dabei um ein Angebot handelt, das auf wissenschaftlichen Standards basiert (ebd.). Für Betroffene ist es oft schwierig seriöse von unseriösen Angeboten zu unterscheiden, was mit schwerwiegenden Konsequenzen, etwa einer Intensivierung depressiver Symptomatik bis hin zum Aufkommen von Suizidgedanken, verbunden sein kann (Bauer & Kordy, 2008). Ein weiterer Kritikpunkt ergibt sich in Hinblick auf den Datenschutz. So ist ein Großteil der digitalen Anwendungen nicht komplett anonym, da in der Regel zumindest eine E-Mail-Adresse hinterlegt werden muss (Ausnahme: moodgym) (Moessner & Bauer, 2017). Darüber hinaus nutzen die meisten internetbasierten Angebote Webtracking-Dienste und Cookies, die letztlich die klinischen Daten des Nutzers auf (mitunter fremden) Servern speichern (Bauer & Kordy, 2008). Neben qualitativen und datenschutzrechtlichen Aspekten haben die Anwendungen einige Nachteile in Hinblick auf die Versorgung an sich. Insbesondere in Hinblick auf das Krisenmanagement, also dem Umgang mit Notfällen, Suizidalität oder Kontaktabbrüchen, ergibt sich eine Herausforderung (Moessner & Bauer, 2017). Vor allem Stand-Alone-Anwendungen verfügen oft über kein oder ein nicht adäquates Krisenmanagement (Bauer & Kordy, 2008).

6 Fazit, kritische Würdigung und Ausblick

Aufgrund der Verbesserung der begleitenden Behandlung innerhalb des Versorgungsprozesses von depressiven Erkrankungen sind digitale Patientenanwendungen sehr sinnvoll. Zum Beispiel können durch die Anwendung von Apps die gesundheitsbezogenen Daten gebündelt werden und dienen zur Auswertung auf einen Blick innerhalb der Selbstreflektion.

Der Schwerpunkt von Patientenanwendungen im Bereich der depressiven Störungen liegt sowohl in der Therapiebegleitung als auch in der Nachsorge. Diese können den Patienten dabei unterstützen, die Therapie aktiver zu begleiten und nach einer erfolgreich abgeschlossenen Beendigung nicht zurück in alte Verhaltensmuster zu fallen. Hierbei ist zu beachten, dass es sich um ein sensibles Thema handelt, wo ein persönlicher Therapeutenkontakt schwer durch Telekonsultation zu ersetzen ist. Anwendungen wie die Online-Therapieprogramme, Monitoring-Apps, interaktive sowie informative krankheitsbezogene Portale können zum Patient Empowerment beitragen.

Hinsichtlich der Qualität der bestehenden Patientenanwendungen sieht die Verfasserin kein großes Potential zur Verbesserung. Wichtig ist allerdings bei den angebotenen Apps am Markt, dass diese inhaltlich geprüft werden, so dass diese keine Fehlinformationen geben.

Die Verbesserung der Lebensqualität der Betroffenen wird mit einem hohen Potential durch die Verfasserin gewertet, da die gebotenen präventiven App-Anwendungen zu einer Früherkennung beitragen und dadurch Neuerkrankungen nach Rücksprache mit einem Facharzt frühzeitig erkannt und behandelt werden können.

Zusammenfassend lässt sich festhalten, dass digitale Patientenanwendungen vielfältige Möglichkeiten für die Versorgung von Menschen mit depressiven Erkrankungen bieten und aufgrund ihrer Erreichbarkeit, Flexibilität, Reichweite und Wirksamkeit eine vielversprechende Unterstützung in der Versorgung dieser Menschen darstellen. Dennoch müssen in Hinblick auf den Datenschutz einige Barrieren überwunden werden.

Literaturverzeichnis

Andrews, G., Cuijpers, P., Craske, M.G., McEvoy, P., Titov, N. (2010). Computer therapy for the anxiety and depressive disorders is effective, acceptable and practical health care: a meta-analysis. In: *PLoS One*. 5 (10), e13196.

Beintner, I., Backes, B., Voderholzer, U. (2020). Welches digitale Angebot für wen? In: *DNP – Der Neurologe & Psychiater* 21 (2), S. 43-53.

Bundesärztekammer (BÄK), Kassenärztliche Bundesvereinigung (KBV), Arbeitsgemeinschaft der Wissenschaftlichen Medizinischen Fachgesellschaften (AWMF) (2016). PatientenLeitlinie zur Nationalen VersorgungsLeitlinie Unipolare Depression, 2. Auflage. Version 2. Online verfügbar unter https://www.patienten-information.de/medien/patientenleitlinien/depression-2aufl-vers2-pll.pdf, zuletzt geprüft am 26.06.2022.

Bundespsychotherapeutenkammer (BPtK) (2018). Ein Jahr nach der Reform der Psychotherapie-Richtlinie. Wartezeiten 2018. Online verfügbar unter https://www.bptk.de/wp-content/uploads/2019/01/20180411_bptk_studie_wartezeiten_2018.pdf, zuletzt geprüft am 04.06.2022.

Busch, M. A., Maske, U. E., Ryl, L., Schlack, R., Hapke, U. (2013). Prävalenz von depressiver Symptomatik und diagnostizierter Depression bei Erwachsenen in Deutschland. Ergebnisse der Studie zur Gesundheit Erwachsener in Deutschland (DEGS1). In: *Bundesgesundheitsblatt, Gesundheitsforschung, Gesundheitsschutz* 56 (5-6), S. 733-739.

Deutsche Psychotherapeuten Vereinigung (DPtV) (Hrsg.) (2021). Report Psychotherapie 2021, 2. Auflage. Online verfügbar unter https://www.dptv.de/fileadmin/Redaktion/Bilder_und_Dokumente/Wissensdatenbank_oeffentlich/Report_Psychotherapie/DPtV_Report_Psychotherapie_2021.pdf, zuletzt geprüft am 02.06.2022.

Deutsches Institut für medizinische Dokumentation und Information (DIMDI) (2021). ICD-10-GM-Version 2022. Online verfügbar unter https://www.dimdi.de/static/de/klassifikationen/icd/icd-10-gm/kode-suche/htmlgm2022/block-f30-f39.htm, zuletzt geprüft am 02.06.2022.

DGPPN (2019). Zahlen und Fakten der Psychiatrie und Psychotherapie. Online verfügbar unter https://www.dgppn.de/_Resources/Persistent/154e18a8cebe41667ae22665162be21ad726e8b8/Factsheet_Psychiatrie.pdf, zuletzt geprüft am 20.06.2022.

DGPPN, BÄK, KBV, AWMF (Hrsg.) (2015). S3-Leitlinie/Nationale VersorgungsLeitlinie Unipolare Depression – Langfassung, 2. Auflage. Version 5. Online verfügbar unter https://www.leitlinien.de/themen/depression/pdf/depression-2aufl-vers5-lang.pdf, zuletzt geprüft am 02.06.2022.

Eichenberg, C., Küsel, C. (2016). Zur Wirksamkeit von Online-Beratung und Online-Psychotherapie. In: *Resonanzen-Journal* 4 (2), S. 93-107.

Griffiths K.M., Farrer L., Christensen H. (2010). The efficacy of internet interventions for depression and anxiety disorders: a review of randomised controlled trials. In: *Med J Aust.* 192 (S11), S. 4-11.

Groß, D., Schmidt, M. (2018). E-Health und Gesundheitsapps aus medizinethischer Sicht. In: *Bundesgesundheitsblatt – Gesundheitsforschung – Gesundheitsschutz* 61 (3), S. 349-357.

Hegerl, Ulrich, Rummel-Kluge, Christine, Heinz, Ines (2016). Vom Kompetenznetz Depression, Suizidalität zur Stiftung Deutsche Depressionshilfe. In: *Bundesgesundheitsblatt – Gesundheitsforschung – Gesundheitsschutz* 59 (4), S. 406-411.

Klein, J.P., Knaevelsrud, C., Bohus, M. et al. (2018). Internetbasierte Selbstmanagementinterventionen. In: *Der Nervenarzt* 89 (11), S. 1277-1286.

Knöppler, K., Martick, S. (2019). Transfer von Digital-Health-Anwendungen in den Versorgungsalltag. Teil 6: Transparenzmodell Digital-Health-Anwendungen – Grundlagen, Herleitung und Modell. Online verfügbar unter https://www.bertelsmann-stiftung.de/fileadmin/files/BSt/Publikationen/GrauePublikationen/VV_Studie_DH-Transfer_Transparenzmodell.pdf, zuletzt geprüft am 20.06.2022.

Koburger, N., Hegerl, U. (2017). Onlineselbstmanagement: Ergänzung zur Depressionstherapie. In: *Deutsches Ärzteblatt* 114 (25). Online verfügbar unter https://www.aerzteblatt.de/pdf/114/25/a1252.pdf?ts=20%2E06%2E2017+17%3A04%3A24#toolbar=1&statusbar=0&view=Fit, zuletzt geprüft am 20.06.2022.

Köhnen, M., Dirmaier, J., Härter, M. (2019). Potenziale und Herausforderungen von E-Mental-Health-Interventionen in der Versorgung psychischer Störungen. In: *Fortschritte der Neurologie, Psychiatrie* 87 (3), S. 160-164.

Moessner, M., Bauer, S. (2017). E-Mental-Health und internetbasierte Psychotherapie – Auf dem Weg in die Versorgung. In: *Psychotherapeut* 62 (3), S. 251-266.

Muehlan, H., Schmidt, S. (2013): Versorgungsbezogene E-Health-Anwendungen und Lebensqualität: Empirische Befunde und konzeptuelle Perspektiven. In: *Psychiat Prax* 40 (06), S. 307-308.

o.V. (2020). *ÄrzteZeitung*. Coronavirus-Pandemie verstärkt Symptome von Depression. Online verfügbar unter https://www.aerztezeitung.de/Medizin/Coronavirus-Pandemie-verstaerkt-Symptome-von-Depression-410135.html, zuletzt geprüft am 02.06.2022.

o.V. (2022). *MindDoc App*. Dein Begleiter im Umgang mit deiner seelischen Gesundheit. Online verfügbar unter https://minddoc.com/de/de/app, zuletzt geprüft am 15.06.2022.

o.V. (2022). *MyTherapy*. Ein Stimmungstagebuch hilft, Depressionen zu verstehen und zu überwinden. Online verfügbar unter https://www.mytherapyapp.com/de/depressionen-stimmungstagebuch-app, zuletzt geprüft am 15.06.2022.

Reifergerste, D., Baumann, E. (2018). Medien und Gesundheit (Medienwissen kompakt). Springer VS: Wiesbaden.

Rubeis, G.; Steger, F. (2019). Internet- und mobilgestützte Interventionen bei psychischen Störungen. Implementierung in Deutschland aus ethischer Sicht. In: *Der Nervenarzt* 90 (5), S. 497-502.

Schneider, F. (2017). Facharztwissen Psychiatrie, Psychosomatik und Psychotherapie, 2. Auflage. Berlin, Heidelberg: Springer Verlag.

Schoppmeyer, M. (2018). Gesundheits- und Krankheitslehre für Pflege- und Gesundheitsfachberufe. 4. Auflage. München: Urban & Fischer Verlag/Elsevier GmbH.

SERVIER Deutschland GmbH (2022): deprexis® Produktbeschreibung. Online verfügbar unter https://deprexis-shop.servier.de/produktbeschreibung, zuletzt geprüft am 18.06.2022.

Stiftung Deutsche Depressionshilfe (Hrsg.) (2018): Zahlen und Fakten über Depression. Online verfügbar unter https://www.aok-bv.de/imperia/md/aokbv/presse/pressemitteilungen/archiv/2018/07_faktenblatt_depressionen.pdf, zuletzt geprüft am 02.06.2022.

Tlach, L., Liebherz, S., Dirmaier, J., Härter, M. (2022). Basiswissen zu Depressionen. Online verfügbar unter https://psychenet.de/de/psychische-gesundheit/informationen/depressionen.html, zuletzt geprüft am 02.06.2022.

Universität Leipzig Medizinische Fakultät (2017a): Was ist moodgym? Online verfügbar unter https://www.moodgym-deutschland.de/was-ist-moodgym/, zuletzt geprüft am 18.06.2022.

Universität Leipzig Medizinische Fakultät (2017b): Wie funktioniert moodgym? Online verfügbar unter http://www.moodgym-deutschland.de/wie-funktioniert-moodgym/, zuletzt geprüft am 18.06.2022.

WHO (2017). Depression and Other Common Mental Disorders: Global Health Estimates. Geneva: World Health Organization.

WHO (2019). Depression. Online verfügbar unter https://www.who.int/news-room/fact-sheets/detail/depression, zuletzt geprüft am 02.06.2022.

Wittchen, H.-U., Jacobi, F., Klose, M., Ryl, L. (2010). Depressive Erkrankungen. Berlin: Robert Koch-Institut (Gesundheitsberichterstattung des Bundes, 51). Online verfügbar unter https://www.rki.de/DE/Content/Gesundheitsmonitoring/Gesundheitsberichterstattung/GBE-DownloadsT/depression.pdf?__blob=publicationFile, zuletzt geprüft am 02.06.2022.

Zülke, A., Kersting, A., Dietrich, S., Luck, T., Riedel-Heller, S. G., Stengler, K. (2018). Screening Instruments for the Detection of Male-Specific Symptoms of Unipolar Depression – A Critical Overview. In: *Psychiatrische Praxis* 45 (4), S. 178-188.

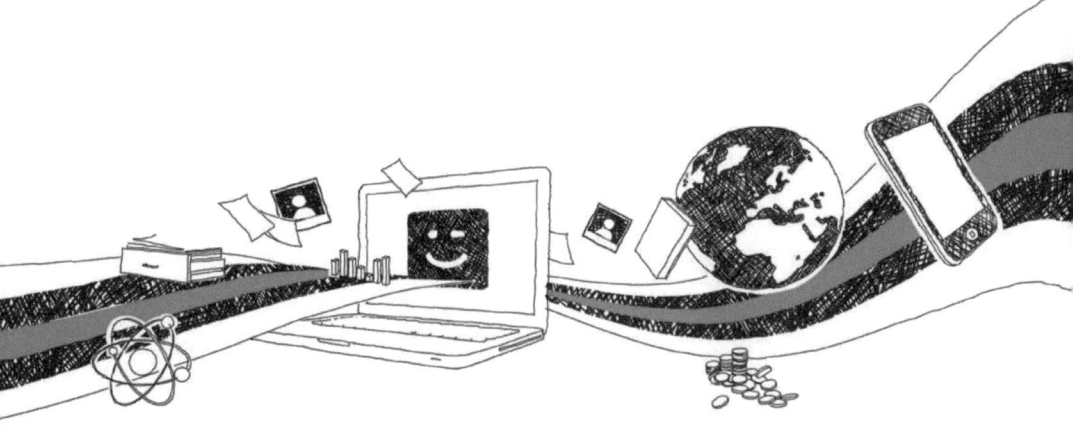
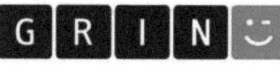